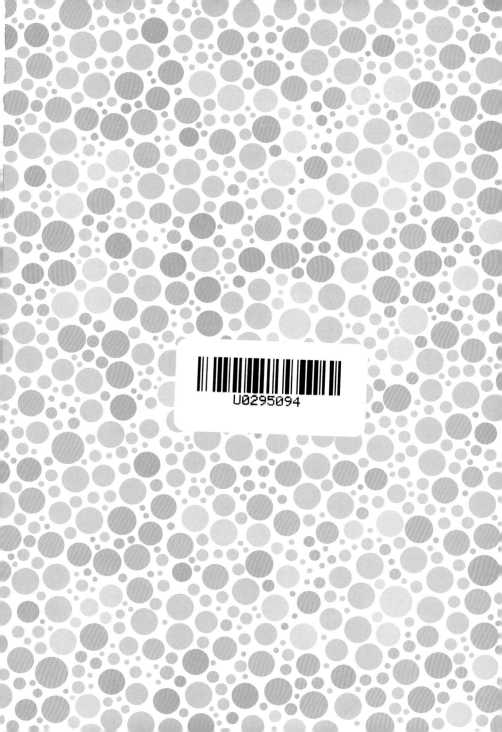

U0295094

眼镜验配太复杂看不懂?

流程步骤太多记不清?

E+E 学院倾情推出

漫画眼睛系列之《验光配镜攻略 视光笔记导图》

通过步骤清晰的结构导图

简化复杂的验光配镜流程

帮您快速掌握验配专业技能

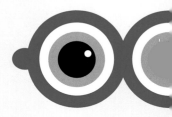

漫画眼睛系列

视光笔记导图

验光配镜攻略

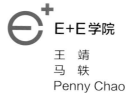

E+E学院

王 靖
马 轶　　　著
Penny Chao

人民卫生出版社

图书在版编目（CIP）数据

验光配镜攻略 视光笔记导图 / 王靖，马轶，赵珮吟著 . —北京：人民卫生出版社，2019

ISBN 978-7-117-28039-6

Ⅰ.①验… Ⅱ.①王… ②马… ③赵… Ⅲ.①眼镜检法 Ⅳ.①R778.2

中国版本图书馆 CIP 数据核字（2019）第 023199 号

| 人卫智网 | www.ipmph.com | 医学教育、学术、考试、健康，购书智慧智能综合服务平台 |
| 人卫官网 | www.pmph.com | 人卫官方资讯发布平台 |

验光配镜攻略 视光笔记导图

著　　者：王　靖　马　轶　Penny Chao

出版发行：人民卫生出版社（中继线 010-59780011）

地　　址：北京市朝阳区潘家园南里 19 号

邮　　编：100021

E - mail：pmph @ pmph.com

购书热线：010-59787592　010-59787584　010-65264830

印　　刷：北京顶佳世纪印刷有限公司

经　　销：新华书店

开　　本：889×1194　1/32　印张：3

字　　数：41 千字

版　　次：2019 年 8 月第 1 版　2019 年 8 月第 1 版第 1 次印刷

标准书号：ISBN 978-7-117-28039-6

定　　价：48.00 元

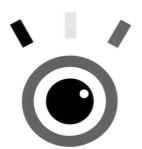

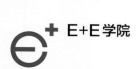
E+E 学院

E+E 学院
眼视光全行业
行业教育 / 大众科普

E+E 学院——眼视光全行业超活跃的行业教育、大众
科普平台,由温州医科大学附属眼视光医院和明月镜片
共同发起的在线学习分享平台。

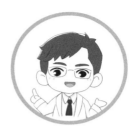

王靖

复旦大学附属
中山医院

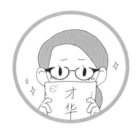

马轶

E+E 学院

赵珮吟
Penny Chao

明月镜片，神秘大美工

序

我国的近视人群日益膨胀，对于视光师/配镜师的需求也迅速增长，这种需求不仅表现在数量上，同时也表现在质量上。因此，本书的推出，对于视光师/配镜师来说具有较高的参考价值。本书主要将视光中心/眼镜门店中最常用的主觉验光、检影验光和老视验配等检查流程和步骤以新颖的笔记导图形式呈现出来，对相关教材内容进行浓缩和步骤清晰的编制，能够很好地指导年轻视光师/配镜师厘清思路、尽快熟练操作。本书作为口袋书，方便携带和阅读，同时为便于广大视光师/配镜师能够更好地理解和掌握，书中相应章节还附加了二维码，扫码后可观看操作视频，更直观地展现学习要点，符合读者的学习习惯。

本书著者之一王靖博士是我的学生，在校期间他就具有清晰的逻辑思维和良好的学习能力，能够很好地梳理出所学内容的要点。这本书的出炉，也是他能力的展示。

验光是一门艺术，目的是为了使被检者获得清晰、舒适、持久的视觉质量。感谢 E+E 学院在推动视光学发展中所做的不断努力，也希望将来能有更多的实用书籍问世。

温州医科大学附属眼视光医院

王勤美

2019 年 7 月

前言

中国有 8 万余家的眼镜零售门店，每家眼镜店至少都拥有 1~2 位合格的配镜师，为几亿的视觉需求者提供专业的验光配镜服务。但眼镜零售门店的专业度现况却不尽如人意：不同地域不同门店的配镜师专业水平层次不齐；配镜师岗位的流动性太大，新上岗的配镜师掌握专业的过程太长；配镜师缺乏相关专业背景，难以理解和通读专业书籍，等等。

　　基于这些存在的问题，E+E 学院耗时近两年时间，搜集行业内配镜师提出的技能问题，结合眼视光 / 验光配镜专业的临床问题，并参考人民卫生出版社出版的《眼视光学理论和方法》，编写绘制了这本书，用简单清晰的导图方式，将"主觉验光""检影验光""老视验光"等基本技能流程展示出来，并通过"TIPS（小贴士）"部分的描述，解释专业术语及列举验配案例，注重内容的实操性和实用性，即使专业基础薄弱的新手配镜师，也能快速看懂并上手操作。

　　希望通过这本实用的"口袋书"，能让配镜师们，尤其是新手配镜师们，快速掌握专业的验光配镜流程，从而更好地为每一位需要改善视功能的人提供专业的验光配镜服务。

E+E 学院

马轶

2019 年 6 月

目录

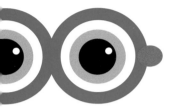

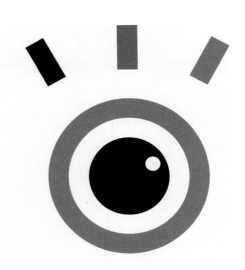

第 1 篇

验光配镜标准流程

验光配镜是一个科学的、严谨的过程，怎样让大众获得更加清晰、舒适、持久的视觉，是每一个验光师或配镜师的主要工作。本篇列出视光中心或眼镜门店的标准验配流程，以供参考。

验光配镜标准流程

[完整结构图]

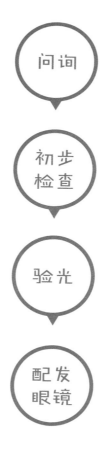

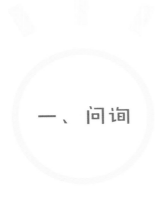

一、问询

问询年龄、职业、戴镜史等

1. 请问您的年龄是？
2. 请问您的工作环境是？室内办公多？还是室外工作多？
3. 请问您以前戴过眼镜吗？配戴习惯是怎样的呢？

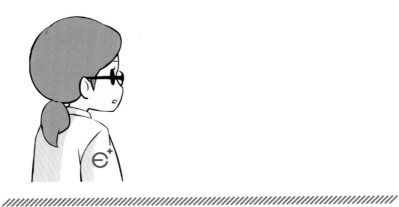

二、初步检查

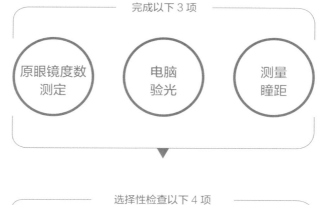

完成以下 3 项

原眼镜度数测定	电脑验光	测量瞳距

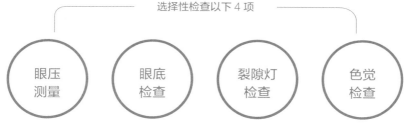

选择性检查以下 4 项

眼压测量	眼底检查	裂隙灯检查	色觉检查

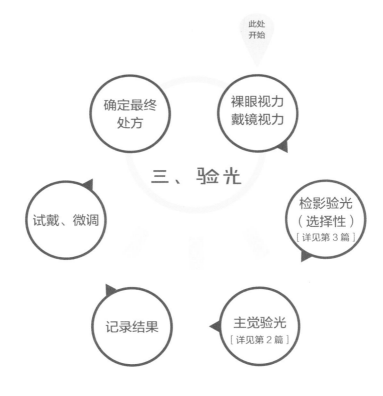

此处
开始

确定最终
处方

裸眼视力
戴镜视力

三、验光

试戴、微调

检影验光
（选择性）
[详见第 3 篇]

记录结果

主觉验光
[详见第 2 篇]

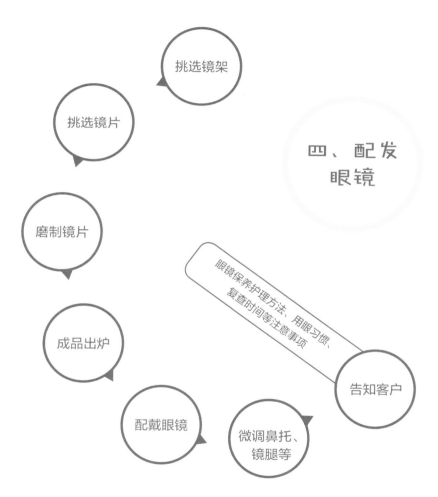

挑选镜架

挑选镜片

磨制镜片

成品出炉

配戴眼镜

微调鼻托、镜腿等

告知客户

眼镜保养护理方法、用眼习惯、复查时间等注意事项

四、配发眼镜

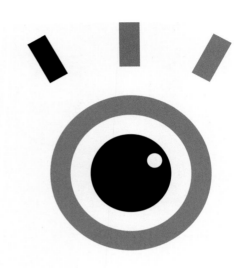

第 2 篇

史上最全的主觉验光攻略

主觉验光，是对之前的客观验光度
数进行进一步的精确。这一步特别
强调关注被检查者的主观反应。

主 觉 验 光

[完整结构图]

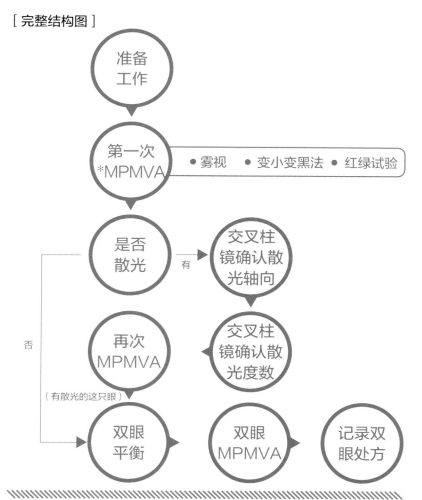

准备
工作

第一次
*MPMVA
● 雾视　● 变小变黑法　● 红绿试验

是否
散光
有 → 交叉柱
镜确认散
光轴向

否

再次
MPMVA
交叉柱
镜确认散
光度数

（有散光的这只眼）

双眼
平衡

双眼
MPMVA

记录双
眼处方

*MPMVA 最高正度数之最佳视力，也称最正之最佳视力，详见章末"TIPS"

准备工作

消毒，调整瞳距（远瞳距），调整水平珠，调整额托（角膜前顶点置于适合位置），裸眼，双眼睁开。

| 消毒 | 调整瞳距 | 调整水平珠 | 调整额托 | 裸眼 | 双眼睁开 |

具体步骤扫上方二维码
观看视频

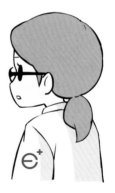

第 2 篇　史上最全的主觉验光攻略

第一次
MPMVA

先在综合验光仪上设置客观验光度数（电脑验光／原镜处方），一般先右后左，遮盖左眼（附属镜调为"OC"），开放右眼（附属镜调为"O"）

雾视 （缓慢加正镜片至 +1.00D 或 +1.50D）

使被检者可看视标范围在 0.3 到 0.5

扫上方二维码
查看雾视视频

变小变黑法

（终点判断方法1）

逐渐增加 -0.25D，每增加 -0.25D，视力提高一行。直到视力达到 1.0，或者增加 -0.25D 或 -0.50D 不能再辨别更小的视标，视标反而变小变黑。

扫上方二维码
查看去雾视视频

红绿试验

（终点判断方法2）

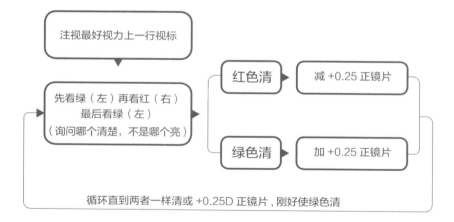

注视最好视力上一行视标

先看绿（左）再看红（右）
最后看绿（左）
（询问哪个清楚，不是哪个亮）

红色清 ▶ 减 +0.25 正镜片

绿色清 ▶ 加 +0.25 正镜片

循环直到两者一样清或 +0.25D 正镜片，刚好使绿色清

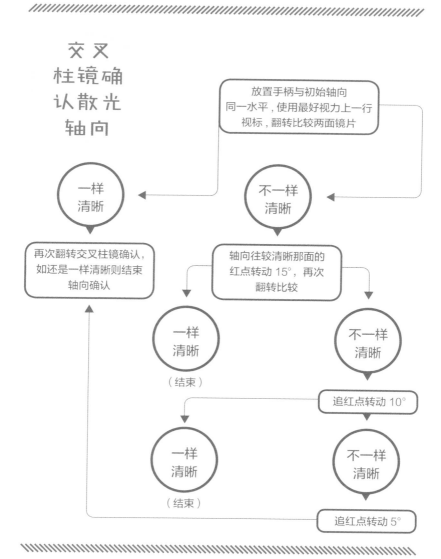

交叉柱镜确认散光轴向

放置手柄与初始轴向同一水平，使用最好视力上一行视标，翻转比较两面镜片

一样清晰

不一样清晰

再次翻转交叉柱镜确认，如还是一样清晰则结束轴向确认

轴向往较清晰那面的红点转动 15°，再次翻转比较

一样清晰

（结束）

不一样清晰

追红点转动 10°

一样清晰

（结束）

不一样清晰

追红点转动 5°

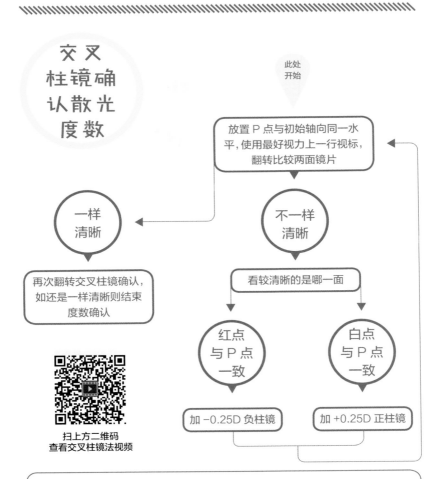

交叉柱镜确认散光度数

此处开始

放置 P 点与初始轴向同一水平，使用最好视力上一行视标，翻转比较两面镜片

一样清晰

再次翻转交叉柱镜确认，如还是一样清晰则结束度数确认

不一样清晰

看较清晰的是哪一面

红点与 P 点一致 → 加 −0.25D 负柱镜

白点与 P 点一致 → 加 +0.25D 正柱镜

扫上方二维码查看交叉柱镜法视频

右眼验光步骤完成，左眼步骤重复雾视、变小变黑法 / 红绿试验、交叉柱镜验证散光（交叉柱镜验证散光轴向、交叉柱镜验证散光度数）。

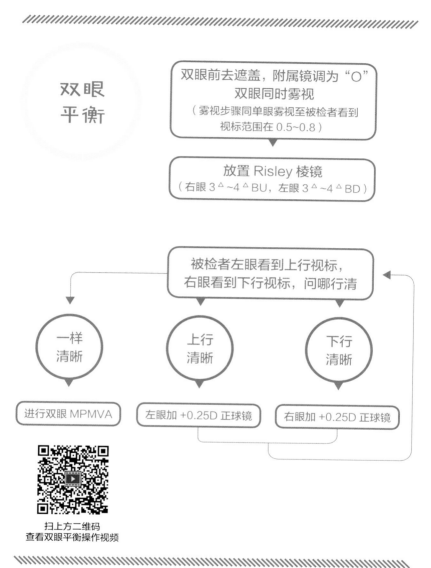

双眼平衡

双眼前去遮盖，附属镜调为 "O"
双眼同时雾视
（雾视步骤同单眼雾视至被检者看到
视标范围在 0.5~0.8）

放置 Risley 棱镜
（右眼 3△~4△BU，左眼 3△~4△BD）

被检者左眼看到上行视标，
右眼看到下行视标，问哪行清

一样
清晰

上行
清晰

下行
清晰

进行双眼 MPMVA

左眼加 +0.25D 正球镜

右眼加 +0.25D 正球镜

扫上方二维码
查看双眼平衡操作视频

双眼 MPMVA

双眼去遮盖片，附属镜调为"O"，步骤同前所述单眼 MPMVA，得到双眼最终度数。

结束主觉验光

结果记录为（举例）：

OD： -1.75DS/-0.50DC x 180 = 1.0

OS： -2.25DS/-0.75DC x 178 = 1.0

PD： 63mm

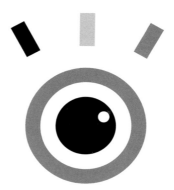

TIPS

小贴士

主觉验光是医学验光中最重要的步骤，也是验光配镜工作中必须要掌握的步骤。

其中几个概念和大家分享下：

1. MPMVA　最高正度数之最佳视力，也就是说：用最低的负度数，得到最好的视力。主要分为三步：

（1）雾视：在人眼前逐渐放置适量的正球镜，在视网膜上产生模糊斑，诱发调节机制，使得调节放松。雾视的参考值不是雾视了多少度，比如有些人雾视 +0.75D 能看到 0.8，有些人雾视 +0.75D 能看到 0.6。因此，雾视的参考值是"能看到哪行视标"，比如雾视到 0.5 这行视标，就是 0.4 这行能读，0.5 这行勉强能读，0.6 这行完全读不了，而此时雾视了 +1.00D 还是 +1.50D 都没关系。

（2）去雾视：每增加 -0.25D，视力大多可提高一行。

（3）判断终点。

2. 确定 MPMVA 终点的方法（择其一即可）

（1）"变小变黑法"：增加 -0.25D 或 -0.50D 不能再辨别更小的视标，或者视标反而变小变黑。

（2）红绿试验（双色试验）法：第一次单眼 MPMVA 和第二次单眼 MPMVA，都是以"一样清或者绿色清"结束，第三次双眼 MPMVA 以"一样清或者红色清"结束。

3. 红绿平衡的原理 红绿平衡是适合色盲患者的，其原理是利用不同色光的折射率设计的，绿光波长短，折射率高，成像在视网膜前，红光波长长，折射率低，成像在视网膜后。指导患者看红绿视标时可让患者先看绿色背景的视标，再看红色背景的视标，最后再看绿，问是绿色视标更清晰还是红色视标更清晰。嘱被检者看颜色内的视标，而不是比较红色和绿色哪个更亮。

4. 在做交叉柱镜的时候，询问的方式可以是 第一面清还是第二面清？也可以是 A 面清还是 B 面清？也可以按照顺序问 1~9 哪面清？检查者心里清楚是哪一面就可以了，因为有的被检者比较调皮，一直说第一面，那就会影响我们的检查结果了。

5. "双眼平衡"步骤中，若循环几次后发现，双眼无法达到"一样清"，则选择优势眼较清，进入双眼 MPMVA。

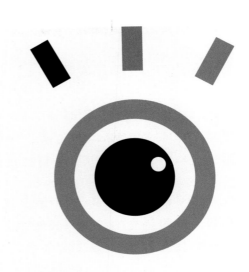

第 3 篇

一张图教会你检影验光

检影验光，是一种客观的验光方法，尤其适用于幼儿、主觉验光配合不好者。

综合验光

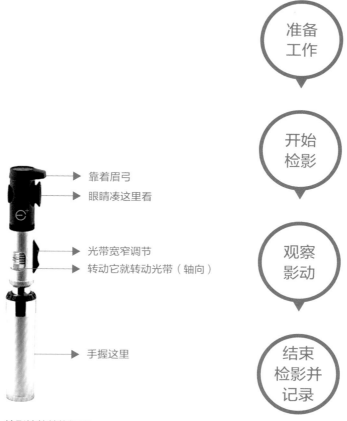

靠着眉弓
眼睛凑这里看

光带宽窄调节
转动它就转动光带（轴向）

手握这里

检影镜的结构阐释

准备
工作

开始
检影

观察
影动

结束
检影并
记录

准备
工作

消毒，测瞳距，被检者坐位，裸眼，一般先右后左，双眼睁开（试镜架或综合验光仪），被检者看远处 0.05 **E** 型视标（放松）。

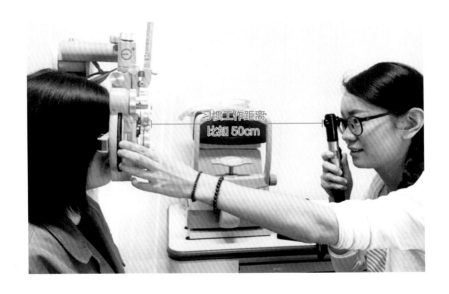

习惯工作距离比如 50cm

第 3 篇　一张图教会你检影验光

开始
检影

检查者右手持检影镜（常用带状光），右眼对着被检者右眼。

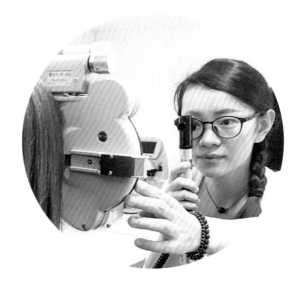

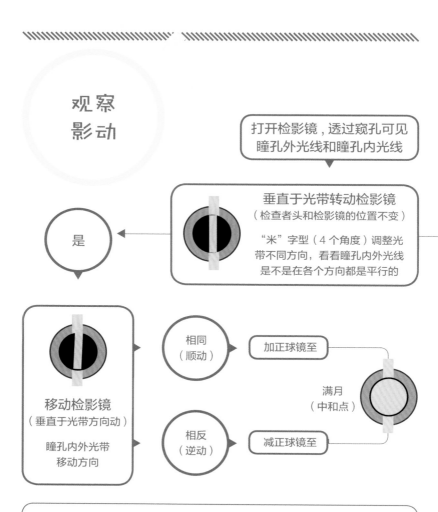

观察 影动

打开检影镜，透过窥孔可见瞳孔外光线和瞳孔内光线

垂直于光带转动检影镜
（检查者头和检影镜的位置不变）

"米"字型（4个角度）调整光带不同方向，看看瞳孔内外光线是不是在各个方向都是平行的

是

移动检影镜
（垂直于光带方向动）

瞳孔内外光带移动方向

相同（顺动） —— 加正球镜至 ——

相反（逆动） —— 减正球镜至 ——

满月（中和点）

中和点判断：1. 检查者前后移动检影镜，前移顺动，后移逆动。
2. 加 +0.25D 逆动，加 -0.25D 顺动。

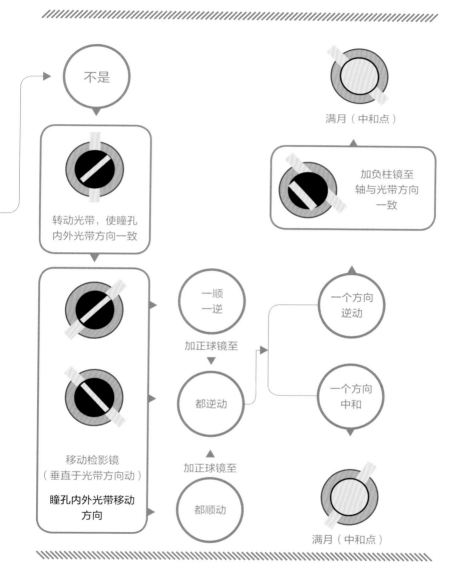

不是

转动光带，使瞳孔
内外光带方向一致

移动检影镜
（垂直于光带方向动）
**瞳孔内外光带移动
方向**

一顺
一逆

加正球镜至

都逆动

加正球镜至

都顺动

满月（中和点）

加负柱镜至
轴与光带方向
一致

一个方向
逆动

一个方向
中和

满月（中和点）

结束检影

工作距离镜（D）= 1/ 工作距离（m）

最终检影验光度数 = 被检查者眼前镜片度数 – 工作距离镜

例如：在 50cm 处检影，工作距离镜（D）= $\dfrac{1}{0.5m}$ = +2D，被检查者眼前放置的镜片度数为：-3.00D，则最终检影验光度数 =-3D-（+2D）=-5D

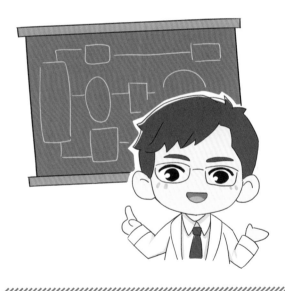

同样的方法检查左眼

检查者左手持检影镜（常用带状光），左眼对着被检者左眼。

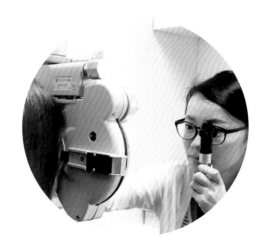

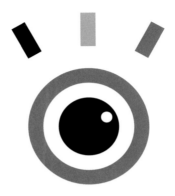

TIPS

小贴士

检影是一门艺术，需要不断的练习以及经验的积累。这里篇幅有限，只能做简单的阐述，我们需要了解其中的原理。其中有几点需要特别注意：

1. 工作距离镜 检查者不可能在无穷远处去做检影验光，因此便产生了一个工作距离。如果我们是在 50cm 处检影时看到一个满圆现象，那意味着瞳孔内光线反射出来聚焦在 50cm 处，前面提到近视眼的反射光是聚焦的，其实这时候被检查者应该是 200 度近视。然而，我们在被检查者眼前未加任何镜片。所以这时候我们需要用工作距离镜去换算出被检查者的检影验光度数。

工作距离镜（D）=1/ 工作距离（m）
检影验光度数 = 被检查者眼前的镜片度数 - 工作距离镜
注：工作距离镜是正度数的球镜，和散光没有关系

2. 顺加逆减 移动检影镜时，瞳孔内光带与瞳孔外光带运动方向一致即顺动，相反则为逆动；瞳孔外的光线是我们检影镜发射出去并照射在被检查者眼睛上的光线，瞳

孔内的光带是检影镜发出的光带照到被检者眼内后发射出来的光线（相当于被检查者视网膜上的光源发出来的光线），近视眼的光线聚焦在检查者和被检查者之间的时候，我们看到的是相反的像，为了让光线聚焦在我们眼前，我们要减正镜片（加负镜片）让光线发散开，直到焦点聚焦在我们眼前，即我们看到逆动的时候要减正镜片，同理可得，顺动的时候要加正镜片。这就是所谓的"顺加（正镜片）逆减（正镜片）"了。

3. 根据检影验光原理中提到的光线聚焦，也可以知道在临床上，当验光时看到瞳孔内光带很弱很慢时，说明焦点离我们很远，也就是被检查者的度数很高，这时候我们可放心大胆加（正镜或负镜），比如 +/-2.00D。而快临近终点时，光带就变得很亮很快，并且移动速度也增快了，这时候增减镜片就需要微调了，比如 +/-0.50D。

4. "先球后柱" 对于初学者而言，比较快速地掌握的方法是：先中和任一方向的度数，作为球镜。再看其他方向上是否还有未中和的光带，如果有，就使用柱镜中和这个方向。最终就能达到满月中和了。

5. 举个例子　检查者在 50cm 处（+2.00D）检影，在任一方向用了 -3.00D 中和，在 180 度方向用了 -1.00D 散光中和了，最后被检者的度数就是：-5.00DS/-1.00DC×180（球镜：-3.00D 减去 +2.00D=-5.00D，柱镜不变）

6. 勤思考，多练习，检影的诀窍就是：多练习，多练习。相信各位以后都能够熟练掌握各种复杂患者的检影验光。

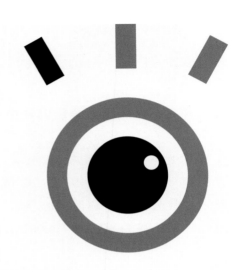

第 4 篇

老视验配全攻略

这篇主要讲解老视验配的一般流程。

老视验配

远用度数
基础上
进行以下
三大步骤

A 根据年龄或屈光状态推测
最简单

B 测量调节幅度法
最常考

C 融像性交叉柱镜
（FCC）测量
最有范儿

ABC 三种方法择一即可，
无论哪个方法都能到第二步
本篇笔记详解方法 A

第一步
试验性近附加
（三种方法）

第二步
精确性近附加

第三步
最终个性化
确认处方

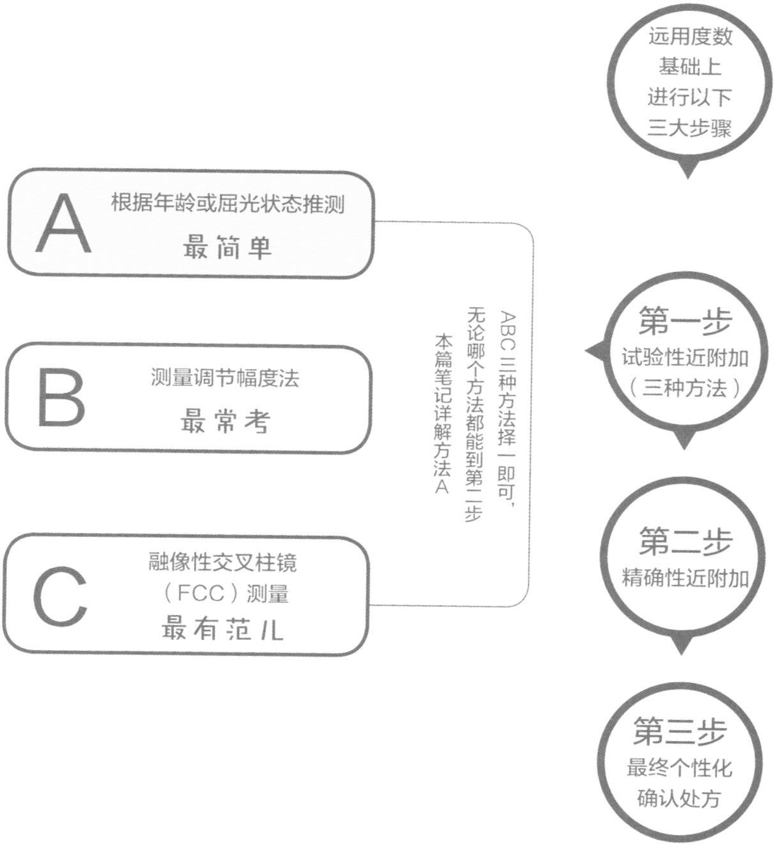

验配第一步方法 A 详解

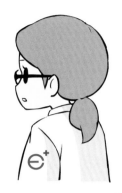

根据
年龄或
屈光状态
推测

年龄 / 岁	近视或正视 / D	低度远视 / D	高度远视 / D
33~37	0	0	+0.75
38~43	0	+0.75	+1.25
44~49	+0.75	+1.25	+1.75
50~56	+1.25	+1.75	+2.25
57~62	+1.75	+2.25	+2.50
>63	+2.25	+2.50	+2.50

是的，方法 A 就是参考上面的表格。

接下来，我们就可以进入老视验配的第二步了……

验配第二步方法详解

**精确性
近附加**
（NRA/PRA）

在充足照明的环境中，双眼近瞳距在远用度数 + 试验性近附加度数之后测量。

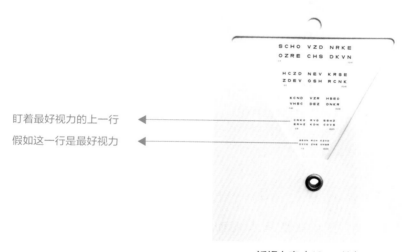

盯着最好视力的上一行

假如这一行是最好视力

近视力表（40cm 处）

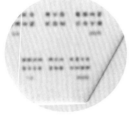

负相对
调节
（NRA）

每次以 + 0.25D 增加正镜片

视标出现首次持续性模糊时，记录此时所加正镜片的总屈光度 +D，回到 NRA 之前的初始状态进行 PRA。

正相对
调节
（PRA）

每次以 −0.25D 增加负镜片

视标出现首次持续性模糊时，记录此时所加正镜片的总屈光度 −D

试验性近附加度数 + （NRA+PRA）/2
　　　　　　　　　　　 +D　 −D

记得要带符号运算，不是绝对值哦！

到此第二步精确性近附加就结束了，

进入验配的第三大步……

验配第三步方法详解

最终
个性化确
认处方

根据患者习惯阅读距离戴上
试戴镜。

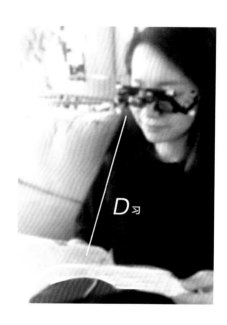

D习

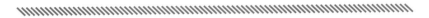

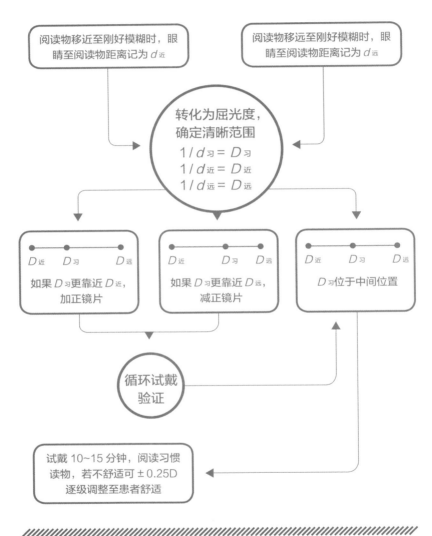

完成
老视验配

至此，完成老视验配三大步骤。

确定老视最终处方 = 远用度数 + 最终近附加（ADD）

最终近附加（ADD）= 试验性近附加 + 精确性近附加 + 个性化确认

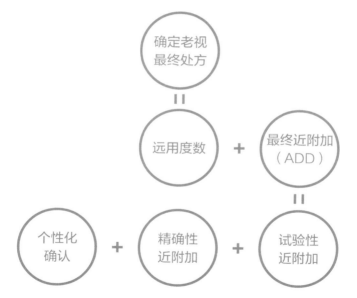

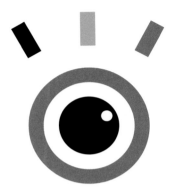

TIPS

小贴士

1. 配老花镜时首先要对老年人进行详细全面的眼科检查，包括远近视力、屈光介质、眼底等。当遇到白内障患者来配老花镜时，远视力往往不能达到 1.0，就是说如果患者远视力只有 0.6 时，那为其配老花镜时近视力矫正到 0.6 即可。

2. 再次强调，老视的矫正必须要建立在获得准确的远用度数的前提下，配老花镜不仅仅单纯追求近距离看得清晰，更重要的是舒适和持久。

3. 当遇到高度散光的老年人配老花镜时，需要注意看近时两眼可能会因为旋转而造成散光轴向的改变，所以这时候我们要重新测试近用散光轴向。

本篇参考：瞿佳，《眼视光学理论和方法》（第 2 版），人民卫生出版社。

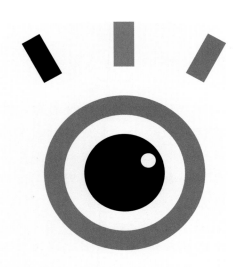

第 5 篇

老视验光之测量调节幅度法

这一篇我们来讲讲三种老视验配方
法中最常在考试时用到的那一种。

老视验配

[步骤结构图]

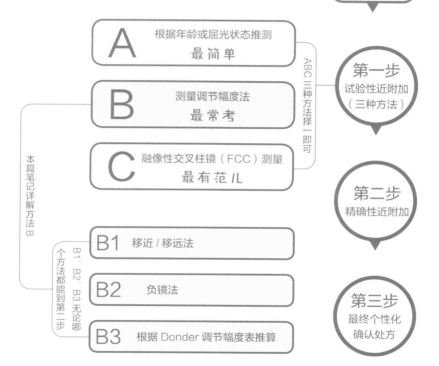

成功的开端
规范医学验光
（看远度数）
远用度数基础
上进行以下三
大步骤

A　根据年龄或屈光状态推测　**最简单**

B　测量调节幅度法　**最常考**

C　融像性交叉柱镜（FCC）测量　**最有范儿**

ABC 三种方法择一即可

第一步
试验性近附加
（三种方法）

第二步
精确性近附加

第三步
最终个性化
确认处方

本篇笔记详解方法 B

B1　移近 / 移远法

B2　负镜法

B3　根据 Donder 调节幅度表推算

B1、B2、B3 无论哪个方法都能到第二步

测量调节幅度法

B1、B2、B3
方法详解

复习完步骤结构图，接下来详细讲解测量调节幅度法分支下的3种验光法。

B1 移近/移远法

盯着最好视力的上一行 ◄——

假如这一行是最好视力 ◄——

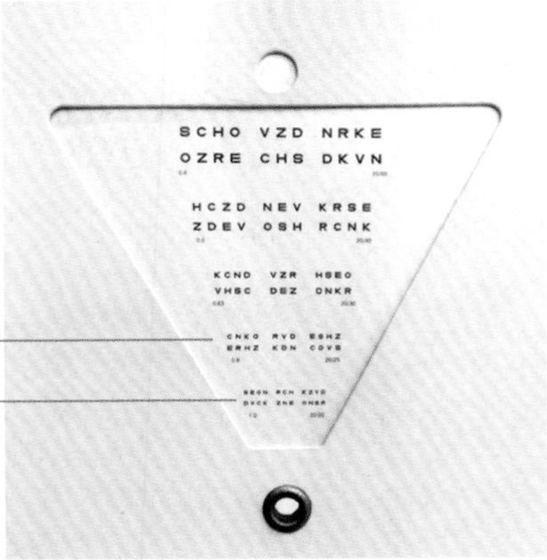

近视力表（40cm处）

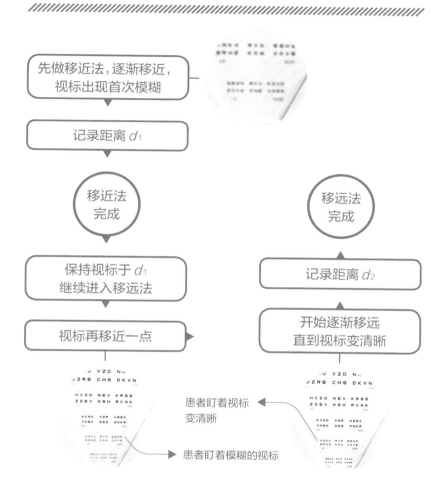

调节幅度 ＝ （ 1 / d_1 + 1 / d_2 ） / 2 　（距离单位为 m）

B2 负镜法

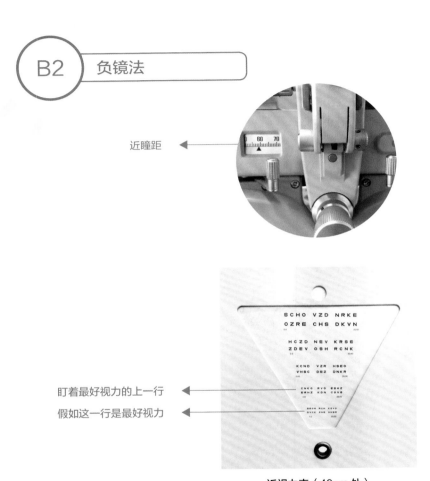

近瞳距

盯着最好视力的上一行

假如这一行是最好视力

近视力表（40cm 处）

第 5 篇　老视验光之测量调节幅度法

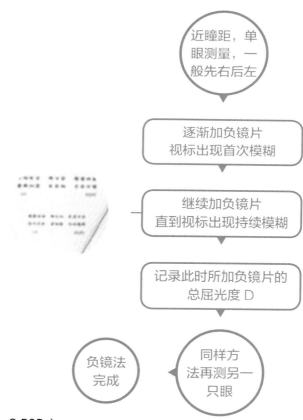

近瞳距，单眼测量，一般先右后左

逐渐加负镜片视标出现首次模糊

继续加负镜片直到视标出现持续模糊

记录此时所加负镜片的总屈光度 D

同样方法再测另一只眼

负镜法完成

（ -250 度 → -2.50D ）

调节幅度 = ｜负镜片度数｜ +40cm 时用的调节力

即 -2.50D+1/0.4（40cm 时用的调节力）

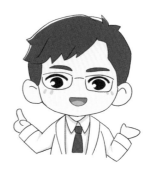

B3 根据 Donder 调节幅度表推算

年龄 / 岁	幅度 / D	年龄 / 岁	幅度 / D
10	14.00	45	3.50
15	12.00	50	2.50
20	10.00	55	1.75
25	8.50	60	1.00
30	7.00	65	0.50
35	5.50	70	0.25
40	4.50	75	0.00

至此可以得出：

试验性近附加 = 1 / 0.4- 调节幅度 / 2

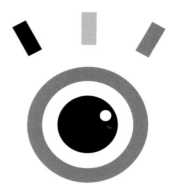

TIPS

小贴士

篇中出现的几个概念，简单说来：

1. 老视　年纪大了之后，晶状体也老了，它变凸的能力越来越弱，就不能满足看近的需求，也就是我们常说的老花。

2. 调节力　晶状体变化让我们能够看近看远，这个叫做调节力，调节力（D）= 1 / 调节距离（m）。

3. 调节幅度　晶状体通过变凸让自己能够看到近处的物体，通过逐渐恢复原来的形状能看到远处的物体，这个变化程度就是调节幅度。最小调节幅度的经验公式为：15-0.25× 年龄。

4. 近瞳距　我们的眼睛从看远的时候变为看近（40cm）的时候，眼睛会往内转，看远的时候的瞳距叫远瞳距，看近的时候叫近瞳距，我们在测老视的时候患者是看近的，所以我们这时候要调整为近瞳距来测量。

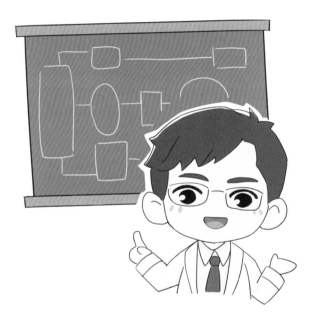

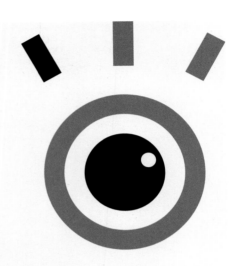

第 6 篇

老视验光之 FCC 法

这一篇我们来讲讲 3 种老视验配方
法中最有范儿的那一种。

老视验配

[步骤结构图]

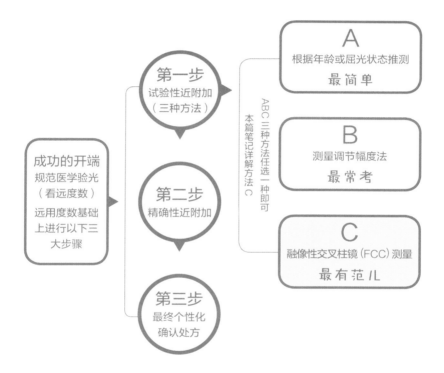

FCC
验光

复习过老视验配的结构图以后，我们就可以开始本篇笔记的正题啦……

方法详解

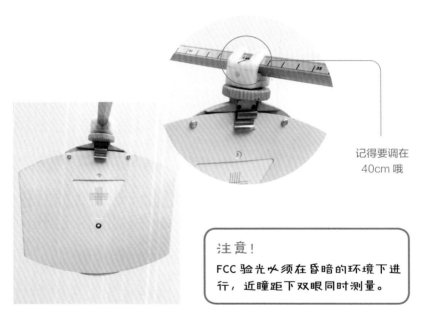

记得要调在
40cm 哦

注意！
FCC 验光必须在昏暗的环境下进行，近瞳距下双眼同时测量。

传说中的有范儿神器——FCC 测试视标

近瞳距 ◀——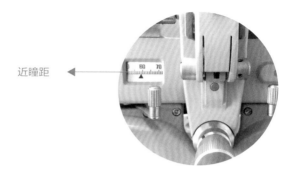

负柱镜两个红点在垂直方向：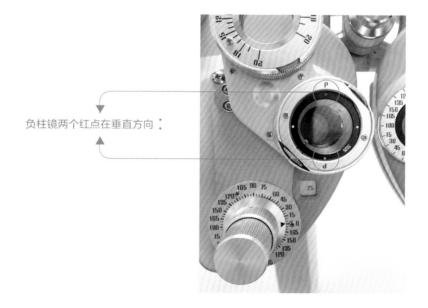

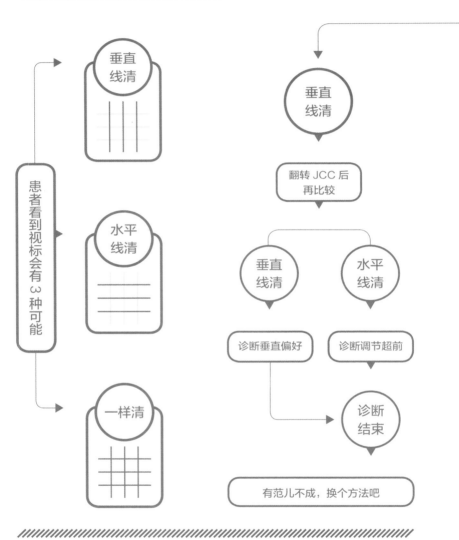

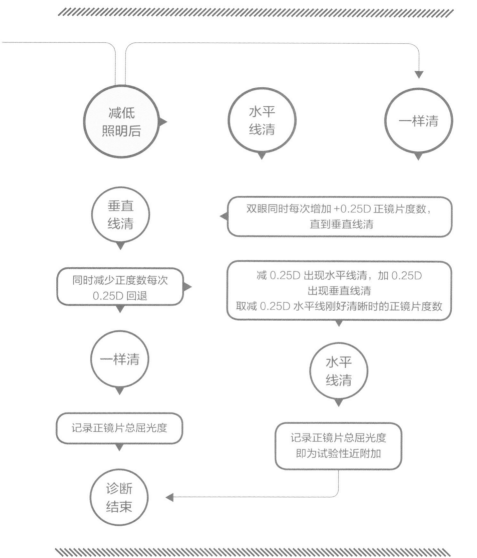

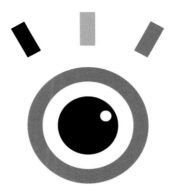

TIPS
小贴士

1. 做 FCC 时，眼前加正负柱镜，正最大屈光力主子午线在 90 度，负最大屈光力主子午线在 180 度（与相应柱镜轴向垂直），视标经过正柱镜成像在视网膜前形成水平清晰的像，经过负柱镜成像在视网膜后垂直清晰的像。若被检者调节力正常，则视网膜在两个像中间，被检者看到横线和竖线一样清。若被检者调节滞后，即调节力弱，则视网膜靠近横线，被检者看到横线清；反之，若被检者调节超前，即调节力过强，则视网膜靠近竖线，被检者看到竖线清。

2. FCC 时，要在昏暗环境下做，因为人的瞳孔大小受光亮度影响，暗环境下会使瞳孔增大，瞳孔越大，焦深越小，因此适当的暗环境能够避免焦深的影响从而使检查结果更为客观。

3. 主觉验光仪"肺头"上有专门做 FCC 的 ±0.50D 交叉柱镜，也可以如上所述采用 ±0.25D 的 JCC 来做。

经过了"老视验配的全攻略"之后，我们来看一个常会碰到的例子吧：

55 岁男性，自述视近不清 5 年余

主觉验光　　右眼：-1.00DS/-0.50DC × 90 = 1.0

左眼：-1.25DS = 1.0

调节幅度为 + 1.50D，看近距离为 40cm

问题

1.　试验性近附加是多少？（根据"调节幅度保留一半"原则）

答：1/40-（+1.50/2）= +1.75D

2.　若 NRA 为 +1.00D，PRA 为 0.50D，则最终近附加 ADD 为？

答：〔+1.00+（-0.50）〕/2 = +0.25D

ADD：+1.75+0.25 = +2.00D

3. 若患者只想配老花镜，其老花镜度数为？假设加上近附加后患者可看到1.0。

答：右眼：+1.00DS/-0.50DC×90 = 1.0（近用）

左眼：+0.75DS = 1.0（近用）

4. 若患者需配视远、视近各一副眼镜，则规范处方（度数）写法为？

答：右眼：-1.00DS/-0.50DC×90 = 1.0（远用）

左眼：-1.25DS = 1.0（远用）

ADD：+2.00D

5. 若不知患者调节幅度，经验性近附加为多少？最小调节幅度？

答：经验性近附加：55岁（查表）为 +1.25D

最小调节幅度：15-55/4 = +1.25D

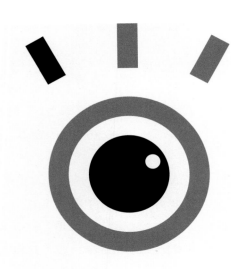

第 7 篇

遮盖试验

遮盖试验，是眼位检查中筛查"斜视""隐斜视"最简单的方法。对于指导验光和配镜处方也有重要意义，是每一位验光师或配镜师应该掌握的检查步骤。

遮盖试验

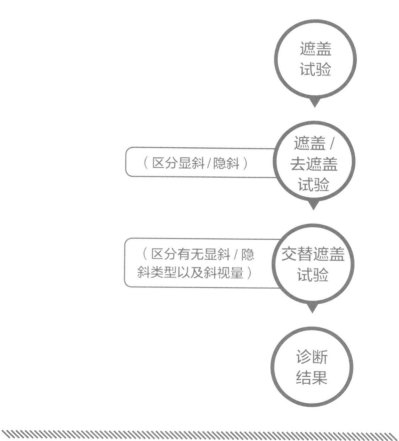

遮盖
试验

（区分显斜/隐斜）

遮盖/
去遮盖
试验

（区分有无显斜/隐
斜类型以及斜视量）

交替遮盖
试验

诊断
结果

遮盖 / 去遮盖试验

方法详解

双眼睁开，明亮环境，第一眼位，远距离和近距离都要测，盯着（较差眼的）最好视力上一行视标（远/近视力表），常戴习惯远用眼镜测，也可裸眼测量。

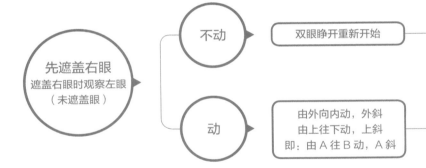

先遮盖右眼
遮盖右眼时观察左眼（未遮盖眼）

不动 → 双眼睁开重新开始

动 →
由外向内动，外斜
由上往下动，上斜
即：由A往B动，A斜

扫左侧二维码查看
遮盖去遮盖手势示意视频

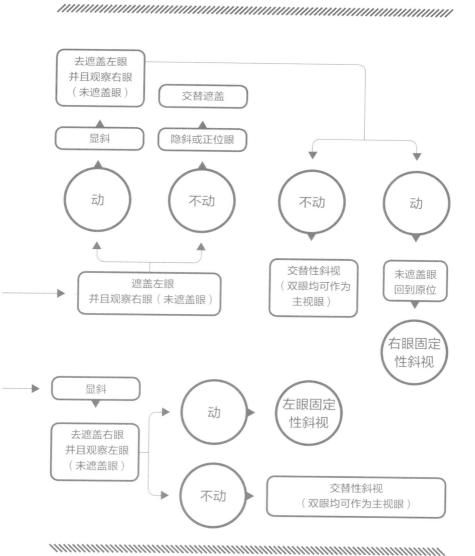

交替遮盖试验

双眼睁开，明亮环境，第一眼位，远距离和近距离都要测，盯着（较差眼的）最好视力上一行视标（远/近视力表），常戴习惯远用眼镜测，也可裸眼测量

↓

遮住右眼至少3秒

↓

迅速移动遮盖片至左眼，同时观察右眼移动方向

↓

重复另一只眼，重复操作多次

↓

根据眼睛移动方向（注意标明眼别/近距离测还是远距离/全矫还是未矫）

上到下
上隐斜 Hyper

下到上
下隐斜 Hypo

不动
正位 Ortho

外到内
外隐斜 Exo

内到外
内隐斜 Eso

若要测棱镜度，请接着往下做……

任何一眼前放置棱镜排
（底朝向与眼球斜视偏斜方向相反，
如外斜用底朝内）

↓

重复交替遮
盖试验

↓

逐步增加棱镜度直到交替遮盖
试验中没有双眼移动

↓

记录棱镜度

完整流程结束

扫上方二维码查看
交替遮盖手势示意视频

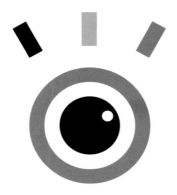

TIPS

小 贴 士

1. 在遮盖试验中，常配戴习惯远用矫正眼镜进行检查，当然临床工作中也会存在裸眼检查的情况，但是它们的结果分别具有不同临床意义。

2. 记录缩写：遮盖试验：CT 或 cover test；全矫：cc；未矫：sc；远距离测：D；近距离测：N；上斜：Hyper；下斜：Hypo；内斜：E；外斜：X；斜视：T；隐斜：P

3. 如果被检者有复视情况，需检查共 9 个眼位的斜视，区别共同性或非共同性斜视，9 个眼位分别是左上，正上，右上，左，中，右，左下，正下，右下

4. 共同性或非共同性斜视：各个注视方向的眼位偏斜角度一样，差异在 5 个棱镜度以内的为共同性斜视，差异在 5 个棱镜度以外的则为非共同性斜视。

5. 在交替遮盖试验中，可应用棱镜排来中和斜视量，逐步增加棱镜量直到观察不到交替遮盖试验中有任何眼位移动，再增加棱镜度可见眼球运动方向相反，退回之前棱镜度并记录。棱镜片底的朝向和眼睛斜视方向相反，比如外斜，我们要用底朝内的去中和，以此类推。

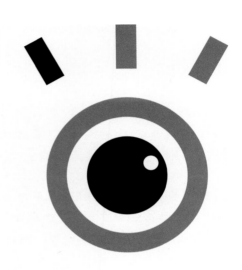

第8篇

色觉检查

色觉检查是一项简单却又常常被忽略的眼科常规检查。掌握色觉检查的方法有助于我们快速判断色盲或色弱。

色觉检查

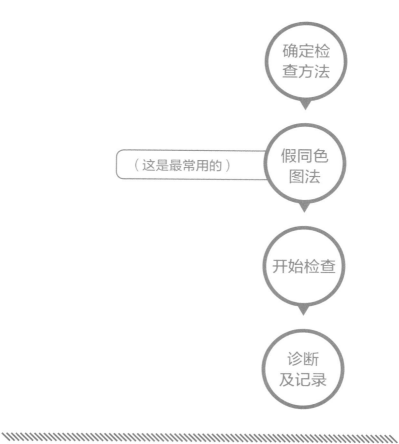

确定检
查方法

（这是最常用的）　假同色
图法

开始检查

诊断
及记录

理解颜色原理

三要素之间，是既独立又联系的，比如饱和度大，一般色调会比较明显，亮度会比较暗。

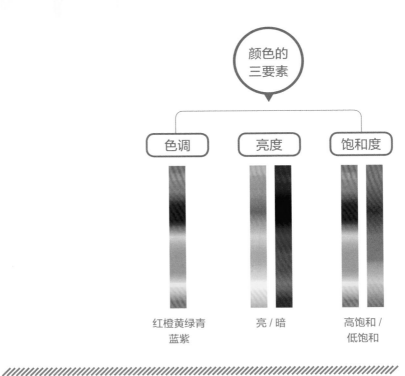

颜色的三要素

| 色调 | 亮度 | 饱和度 |

红橙黄绿青蓝紫　　亮/暗　　高饱和/低饱和

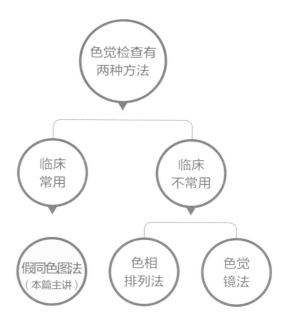

假同色图法

假同色图法俗称：色盲本检查。国内常用的有俞氏、贾氏、汪氏色盲本。被检者配戴自己常用的近视矫正眼镜（不能配戴有色眼镜）。

单眼进行，一般先右后左，充足的自然光线下检查距离范围一般为 50cm 左右

手持色盲检查本
先天性色盲选择第 1~4 组之一
后天性色盲选择第 5 组

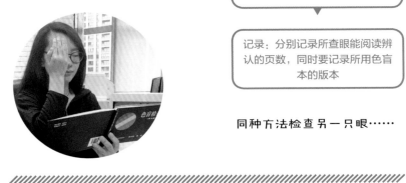

选定组别后，首先阅读色盲本中的示教图，教以正确读法（也可以鉴别装色盲的人）

依次阅读色盲本的每一页，应在 5 秒内读出，最长不超过 10 秒可根据各图的说明得知每张图读出不同结果的意义

记录：分别记录所查眼能阅读辨认的页数，同时要记录所用色盲本的版本

同种方法检查另一只眼……

诊断及记录

记录方法为：**色盲检查图（第五版）**

人民卫生出版社

俞自萍 等著

右眼：第1组 13 / 13 正常色觉

左眼：第1组 10 / 13 红绿色弱轻级

（第3、5、6图不能读）

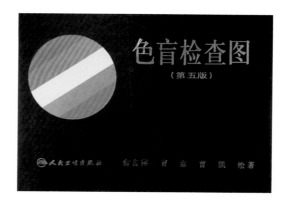

强行附赠

色觉异常者眼中的本书作者……

正常视觉者:

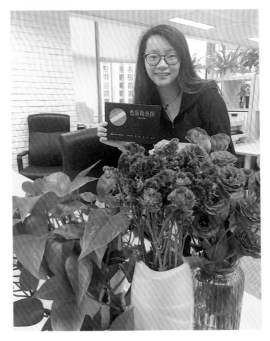

绿色弱：

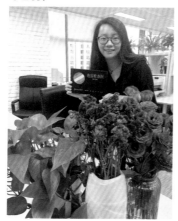

蓝黄色盲：

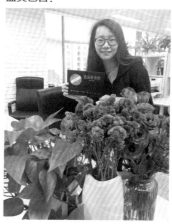

红色盲：

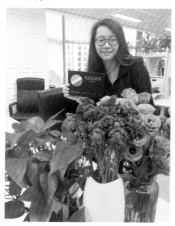

全色盲：

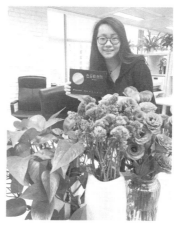

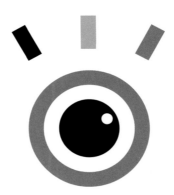

TIPS

小贴士

1. 先天性色盲是性染色体隐性遗传，男性较女性多见，据不完全统计，我国色盲检出率约 3.14%，男色盲率约 5%，女性约 0.67%，这个病是"重男轻女"的。先天性色盲是基因问题的病，目前暂无治疗方法。

2. 后天性色盲人群是由于患有某些眼底疾病如：急、慢性视神经炎，视神经萎缩或黄斑病变，青光眼等。这种色觉异常往往是一时性的。色盲本检查前，可先询问被检查者是否有眼科疾病史，如果没有一般只查先天性色盲，如果有一般先查后天性色盲再查先天性色盲。

3. 色弱与色盲的区别是，比如红色弱，读红绿两色图，两者都能读出，但是途中红色部分会比较难读出。以此类推，其中在色盲本各组图的附注中也都有标注，如下表：第一组 简单数字组（数字甲组）。

4. 色觉检查中，其方法有多种，不同版本色盲本可能有差异，使用者需要仔细阅读色盲本使用注意事项，本文主要参考色盲本为俞氏第五版色盲本。

第一组 简单数字组（数字甲组）

图号	正常者	红绿色盲		红绿色弱		附注
		重级 （Ⅰ级）	次重级 （Ⅱ级）	轻级 （Ⅲ级）	极轻级 （Ⅳ级）	
1	98	98	98	98	98	示教及检伪色盲用
2	291	9	9	9	291	后天色盲，全色盲不能读
3	628	不能读	不能读	不能读	628	同上
4	88	99	99	99	99	同上
5	69	不能读	不能读	不能读	69	同上
6	60	不能读	不能读	不能读	或60	同上
7	98	6	6	98	98	同上
8	816	不能读	不能读	或816	816	同上
9	9	不能读	不能读	9	9	同上
10	286	8	8	8	8	同上
11	62	不能读	或62	62	62	同上
12	2/9	不能读	或2/或9	2/9	2/9	红色盲不能读红字，绿色盲不能读绿字；红字模糊为红色弱，绿字模糊为绿色弱。
13	6/0	不能读	读6/或0	6/0	6/0	

5. 在色觉检查中，可能会出现色觉正常但是反应迟钝的人，这个时候我们就要耐心一点，不能因为一张图的回答错误而诊断为色盲或色弱。色盲本中有些图案可能会让人用相近的名词代替，比如看到是燕子说成鸟或者鸽子，看到是鹅说成鸭，其实应该算正确的。

6. "临床不常用"的两个方法：
1) 色相排列法：常用的有 FM-100 色彩试验和 D-15 色盘试验，通过将有色棋子按照颜色相近的原则进行排列。
2) 色觉镜法：红色＋绿色＝黄色，上半为红绿混合光，下半为黄色单色光，通过调整红绿光的比例，使上下黄色光的色调和亮度完全一致。

作者简介

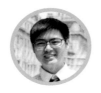

王靖

就职于复旦大学附属中山医院眼科。复旦大学眼科学博士、温州医科大学眼视光学硕士。擅长学霸攻略笔记，将复杂的专业书籍内容精简为实用操作手册。

马轶

温州医科大学附属眼视光医院视光医师，视联眼视光（上海）文化传播有限公司 E+E 学院联合创始人。本系列丛书主要策划人，内容编辑，擅长将医学说成故事。

赵珮吟

赵珮吟（Penny Chao）：神秘大美工。毕业于伦敦艺术大学，互联网产品设计师，擅长漫画脚本写作和绘画。现任职于明月镜片集团。